DES DÉVIATIONS

DE L'UTÉRUS

ET DE LEUR CURE RADICALE

PAR LE REDRESSEUR INTRA-UTÉRIN MODIFIÉ;

CONFÉRENCES DE M. LE DOCTEUR VALLEIX,

RECUEILLIES ET RÉDIGÉES

Par le Docteur GAUSSAIL.

TOULOUSE,

IMPRIMERIE DE Ph. MONTAUBIN,

Petite rue Saint-Rome, 1.

—

1851.

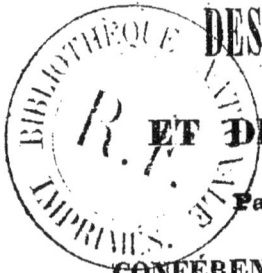

DES DÉVIATIONS DE L'UTÉRUS
ET DE LEUR CURE RADICALE

Par le Redresseur intra-utérin modifié ;

CONFÉRENCES DE M. LE DOCTEUR VALLEIX,

Recueillies et rédigées par le docteur GAUSSAIL.

—

INTRODUCTION.

Depuis deux années, notre compatriote M. le docteur Valleix, médecin des hôpitaux de Paris, auteur d'importants ouvrages qui l'ont honorablement placé dans la science, étudie spécialement les déviations de l'utérus, avec cet esprit méthodique et positif qui le distingue. Accüeillant comme elles devaient être accueillies, les inventions de M. Simpson, il les a modifiées avantageusement, il leur a donné plus d'extension, il a saisi toutes les occasions qui pouvaient en réclamer l'emploi, soit dans les hôpitaux, soit dans sa pratique particulière, et les faits qu'il a recueillis jusqu'à ce jour sont assez nombreux et assez significatifs pour lui permettre d'en déduire des conséquences pratiques de la plus haute importance.

Pendant le court séjour qu'il vient de faire dans sa ville natale, M. Valleix a désiré communiquer à ses confrères les résultats de ses recherches et de son observation ; il a voulu aussi les initier au mécanisme de ses instruments et à leur mode d'application.

Une démonstration en comité privé, tout en me permettant de mieux saisir la portée des considérations publiées il y a quelques mois dans le *Bulletin de Thérapeutique*, avait fait naître en moi la pensée qu'une publication semblable, mais plus circonstanciée et plus élémentaire en même temps, ne pouvait manquer d'avoir un puissant intérêt pour nos lecteurs. Le lendemain, à la clinique de M. Dieulafoy, j'assistais à une exposition plus complète, plus démonstrative ; le soir du même jour, cette exposition était reproduite, avec plus de détails encore, devant les membres de la Société de Médecine ; ma pensée s'était déjà transformée en un projet, projet accepté avec empressement par mes deux collaborateurs et par M. Valleix lui-même, qui a bien voulu concourir à sa réalisation en revoyant mon manuscrit et en dessinant les figures au trait indispensables dans un sujet qui, au premier abord, semble hérissé de difficultés, mais qui par le fait, peut être convenablement compris avec une attention soutenue et réfléchie.

Qu'une femme puisse conserver, sans accident sérieux, un corps étranger dans l'intérieur de la matrice ; il y a mieux, que chez cette femme l'introduction méthodique de ce corps étranger soit presqu'immédiatement suivie de la diminution, voir même de la cessation de symptômes fâcheux et plus ou moins anciens, voilà ce qui paraît d'abord peu croyable, voilà pourtant ce qui doit être accepté d'après M. Valleix ; et pour ceux qui le connaissent, ses assertions sont de celles qui méritent toute confiance ; j'ai hâte de le dire, d'ailleurs, les démonstrations cliniques ne leur ont pas fait défaut.

Une femme affectée depuis longtemps d'une *rétroversion* compliquée de *flexion*, a été soumise à l'Hôtel-Dieu, en présence des élèves et de plusieurs médecins, aux moyens nouveaux d'investigation et de traitement ; deux malades qui me sont chères à divers titres, et que, pour cette raison même, je me suis empressé de confier à notre confrère, y ont été également soumises ; eh bien, dans ces trois cas, les résultats prévus et annoncés, ceux du moins qu'il est permis de constater à l'époque où nous sommes du traitement (8, 7, 6 jours à la date du 4 juillet), se sont réellement produits. C'est au temps seul sans doute qu'il appartient de fournir la preuve définitive, mais les modifications obtenues sont si avantageuses, si satisfaisantes, qu'à cet égard il y a lieu au moins de conserver des espérances. Aussi, en ce qui me concerne, et pour mes deux malades, dont l'histoire sera publiée en temps opportun, pour l'une d'elles surtout, je suis heureux d'offrir publiquement à M. Valleix le témoignage de cette gratitude sentie et entretenue comme la sentent et l'entretiennent les vieux amis.

Je le répète donc, c'est avec la conviction de leur utilité, que j'aborde l'exposition des considérations suivantes.

—

Les déviations de l'utérus sont des affections qui s'observent fréquemment; elles ne présentent pas un caractère de gravité capable de compromettre l'existence, mais il est certain qu'elles la rendent extrêmement pénible par l'ensemble des dérangements fonctionnels ou organiques qu'elles occasionnent ou qu'elles entretiennent; l'on conçoit donc combien il importe aux praticiens de s'occuper de leur étude.

Ces affections sont connues depuis longtemps, pour la plupart du moins; cependant il restait encore beaucoup de progrès à faire dans cette branche des connaissances médico-pratiques, et la raison en est très-simple. En effet, depuis que la pathologie utérine est devenue l'objet d'investigations sérieuses et positives, le *spéculum* semble avoir absorbé l'attention au détriment du *toucher*. Or, à l'aide du spéculum, on va d'abord à la recherche du col; quand il existe quelque déviation, on a de la peine à le saisir, mais dès qu'on y est parvenu, on s'occupe de son examen sans songer aux causes qui l'empêchaient de se présenter de prime abord dans le champ de l'instrument, et que l'exploration par le toucher pouvait seule faire reconnaître; il n'est pas étonnant dès-lors que ces causes passent inaperçues ou qu'on ne leur accorde pas généralement l'importance qu'elles méritent.

Sous ce dernier rapport, il existe dans la science deux opinions opposées : certains auteurs, et entr'autres MM. Velpeau et Simpson, considèrent les déviations de l'utérus comme la cause unique de l'engorgement de cet organe et des symptômes variés par lesquels il se révèle; d'autres au contraire, parmi lesquels il faut ranger MM. P. Dubois, Cruveilhier, Bennet, ne se préoccupent nullement de ces déviations qu'ils regardent comme des conséquences insignifiantes de l'engorgement contre lequel, selon eux, doivent être uniquement dirigées les ressources de la thérapeutique. M. Valleix, en s'appuyant sur les données qui lui ont été fournies par les faits cliniques, pense que la vérité se trouve dans l'opinion qui envisage les déviations de l'utérus comme exerçant *dans la grande majorité des cas et par elles-mêmes*, une influence plus ou moins fâcheuse sur la santé des femmes.

Les déviations de l'utérus peuvent être rattachées aux cinq divisions suivantes : 1o *antéversion simple;* 2o *antéversion avec flexion,* 3o *rétroversion simple,* 4o *rétroversion avec flexion,* 5o *rétroflexion simple.* Cet organe peut aussi être affecté de *déviations latérales,* M. Valleix ne s'y est pas arrêté dans ses conférences, il s'est borné seulement à dire que, dans plusieurs cas de ce genre, les mêmes moyens de redressement lui avaient procuré des résultats tout aussi avantageux que dans les déviations principales.

Si l'on introduit le doigt dans le vagin d'une femme dont l'utérus est à l'état normal, on trouve directement le col de cet organe, que l'on peut facilement contourner dans tous les points. En longeant sa face antérieure, on constate l'existence d'un espace triangulaire libre, et plus haut on peut toucher en partie la face antérieure de l'utérus qui, normalement, est un peu inclinée en avant. En longeant sa face postérieure, on ne trouve aucune saillie déprimant le cul de sac du vagin et le rectum (voy. planche 1re, fig. I). Il n'en est plus ainsi dans les cas de déviation qui vont être successivement passés en revue.

1o *Antéversion simple.* — A une hauteur de trois à quatre centimètres, en suivant la paroi antérieure du vagin, on arrive en avant sur la partie antérieure du corps de l'utérus; en arrière on trouve la paroi antérieure du col qui est quelquefois tellement tournée vers le sacrum, qu'on a de la peine à trouver son ouverture, en portant aussi haut que possible l'extrémité du doigt explorateur (voy. fig. 2).

2o *Antéversion avec antéflexion.* — Les signes perçus par le toucher sont les mêmes que dans le cas précédent; mais de plus, le col est resté dans sa direction normale, et en l'explorant, le doigt trouve à sa face antérieure et à peu près à son point de jonction avec le corps de l'organe, un angle plus ou moins prononcé (voy. fig. 3).

3o *Rétroversion simple.* — En suivant et en déprimant fortement la paroi antérieure du vagin, on trouve, au lieu de l'espace presque triangulaire de l'état normal, à la partie postérieure duquel devrait se sentir légèrement l'utérus, un grand vide, c'est-à-dire la faible résistance des intestins : puis l'extrémité du doigt étant portée plus en arrière, on arrive sur la paroi postérieure du col. Si l'on veut toucher l'ouverture du museau de tanche, on est forcé de déprimer encore plus fortement la paroi antérieure du vagin, et de porter le doigt très-haut en avant. Enfin, pour aller chercher la paroi antérieure, c'est dans le même sens et plus haut encore qu'il faut diriger le doigt explorateur. En arrière, on trouve une saillie globuleuse formée par le corps même de l'utérus, déprimant fortement le rectum (voy. fig. 4).

4° *Rétroversion avec rétroflexion*. — On constate les mêmes signes que dans le cas précédent, et de plus on trouve à la face postérieure du col, un angle formé par la flexion du col sur le corps, angle semblable à celui qui a été indiqué (fig. 3), avec la différence qu'ici l'inflexion du col sur le corps s'est faite en sens inverse (voy. fig. 5).

5° *Rétroflexion simple*. — Ici le diagnostic présente certaines difficultés; la situation du col n'a, en effet, subi aucun changement; cependant, en portant le doigt en arrière et très-haut, on parvient à constater la présence d'une tumeur globuleuse qui n'est autre chose que le fond de l'utérus infléchi, et qui peut être quelquefois appréciée à l'aide du toucher pratiqué par le rectum (voy. fig. 6).

Ainsi que cela a été établi précédemment, et le lecteur peut s'en convaincre aisément par l'inspection attentive des figures lithographiées qui accompagnent cet article, le spéculum, sans être complétement inutile, est impuissant pour faire reconnaître les déviations utérines. Mais quelque importantes que soient les données fournies par le toucher, on peut aujourd'hui les compléter et leur donner toute la précision désirable à l'aide de la *sonde utérine*.

Cet instrument, nommé aussi hystéromètre, et dont l'invention et l'application sont dues à M. le professeur Simpson, est constitué par une tige métallique graduée fixée sur un manche, et dont l'extrémité libre recourbée se termine par un léger renflement. Celle dont nous donnons la figure, et qui a été ainsi modifiée par M. Valleix, ne diffère de celle de M. Simpson que parce qu'elle présente une courbure beaucoup moins prononcée, et qu'elle est graduée en centimètres et demi centimètres au lieu de l'être en pouces et en demi pouces (voir planche 2me, fig. 1).

L'introduction de la sonde utérine n'est pas difficile si le trajet que cet instrument doit parcourir est large, comme cela a lieu chez les femmes qui ont eu des enfants; il n'en est pas tout à fait de même dans la condition opposée qui se rencontre chez les filles et chez les femmes qui ne sont pas devenues mères. Dans tous les cas, il faut se rappeler que même dans l'état normal, la sonde, après avoir pénétré dans la cavité du col, se trouve arrêtée par un rétrécissement qui sépare celle-ci de la cavité du corps de la matrice. Ce rétrécissement remplit en quelque sorte le rôle d'un sphincter, et il y aurait de l'impru-

dence à vouloir le franchir d'emblée : il faut, au contraire, pour
ne pas provoquer une douleur quelquefois très-vive, procéder
avec lenteur et ménagement, retirer la sonde après l'avoir laissée
quelques instants contre l'obstacle, l'introduire de nouveau, à
plusieurs reprises et à des intervalles plus ou moins éloignés,
si cela est nécessaire. La sensation d'une résistance qui cède et
celle d'un vide qui est perçue immédiatement, indiquent que
la sonde a pénétré dans la cavité utérine, et l'étendue du trajet
qu'elle a parcouru (6 à 7 centimètres 1/2 environ), complète la
certitude à cet égard.

Dans *l'antéversion*, à peine a-t-on pénétré dans la cavité du
col, qu'il faut porter fortement le manche de l'instrument vers
le périnée, en ayant soin de maintenir la concavité de la sonde
en haut, afin de faire pénétrer son extrémité dans la cavité
utérine. S'il y a en même temps *antéflexion*, après 2 à 3 centimètres de trajet, la sonde est arrêtée par la paroi postérieure
au point de flexion ; un mouvement considérable d'abaissement
du manche est d'abord nécessaire pour franchir l'angle de flexion,
l'on pénètre ensuite facilement dans la cavité, parce que le
manche se trouve ainsi porté en arrière comme dans le cas précédent.

Dans la *rétroversion*, la manœuvre doit être faite dans un
sens tout opposé ; ainsi lorsque l'on a pénétré dans la cavité du
col, il faut tourner en bas et en arrière la concavité de la sonde,
puis relever fortement son manche vers le pubis ; il est même
quelquefois nécessaire de le relever jusqu'à ce que la portion
de la sonde située hors la vulve forme un angle presque droit
avec l'axe du corps.

Dans la *rétroflexion simple*, la sonde, après avoir parcouru
un trajet de 4 centimètres 1/2 environ, rencontre la face antérieure de l'utérus reployée et ne peut pas aller plus loin ; il
s'agit alors de retourner l'instrument de manière à ce que la
concavité se trouve en bas et en arrière, comme dans le cas précédent, et de relever fortement son manche ; si alors il pénètre
de 3 ou 4 centimètres, il est évident qu'il est parvenu dans la
cavité utérine.

Comme on le voit, la position anormale de la sonde utérine
dans ces diverses circonstances, est l'indice irrécusable d'une
position semblable de l'utérus ; cet instrument est donc un précieux et important moyen de diagnostic. Nous ne saurions au

reste assez engager le lecteur à compléter ses convictions en suivant lui-même sur les figures, avec une aiguille légèrement courbée, la manœuvre et les mouvements nécessaires pour pénétrer dans l'utérus, renversé ou infléchi dans tel ou tel autre sens.

Il est bien entendu que, pour l'introduction de la sonde utérine, la femme doit être placée en travers sur un lit, les jambes écartées et soutenues sur deux chaises, en un mot comme pour l'examen au spéculum.

Le cathéterisme utérin procure assez ordinairement des douleurs vives, des douleurs qui *vont au cœur*, selon l'expression des femmes, mais il s'en faut que ce doive être là une raison pour y renoncer, ainsi que l'ont fait plusieurs chirurgiens distingués qui, dans la conviction de M. Valleix, ont agi avec trop de précipitation dans l'emploi de ce moyen. De même que dans certaines maladies de l'appareil urinaire, l'irritabilité, le spasme, les douleurs de l'urètre diminuent et disparaissent sous l'influence du cathéterisme répété, de même dans les cas qui nous occupent, l'introduction fréquente de la sonde, pratiquée avec les précautions recommandées tout à l'heure, diminue la sensibilité, qui se manifeste de jour en jour par des souffrances moins vives et moins prolongées. Au reste, il ne faut pas perdre de vue que le cathéterisme est un excellent moyen pour disposer l'utérus renversé ou infléchi à recevoir avec facilité et sans irritation trop vive les instruments destinés à le redresser.

Les principaux symptômes occasionnés par les déviations de l'utérus, sont : les douleurs présentant divers caractères, la pesanteur éprouvée dans le bassin pendant la station ou la progression, la fatigue pendant la marche, et souvent l'impossibilité presque absolue de se livrer à cet exercice, la dysménorrhée, la constipation, les envies fréquentes d'uriner, etc. M. Valleix n'ayant eu en vue que de faire connaître les résultats de son expérience, principalement au point de vue de la thérapeutique, ne s'est pas plus longuement arrêté sur la symptomatologie, et il en a été de même pour l'étiologie; ces deux parties de l'histoire pathologique des déviations utérines seront d'ailleurs exposées, avec tous les développements qu'elles méritent, dans un ouvrage spécial dont il prépare en ce moment les matériaux.

Les divers moyens usités jusqu'ici dans le traitement des déviations de l'utérus, ne peuvent être considérés que comme des palliatifs, ou du moins ce n'est qu'exceptionnellement et dans

des circonstances particulières qu'ils ont pu procurer une cure radicale. Parmi ces moyens, il convient surtout de mentionner les pessaires présentant une saillie différemment disposée, selon que la matrice est renversée en arrière ou en avant (rétroversion, antéversion), et qui procurent souvent un soulagement marqué, mais ce n'est pas là la guérison complète. Ces pessaires, au reste, ont des inconvénients généralement connus et qui doivent souvent faire renoncer à leur emploi ; aussi, plusieurs praticiens, en présence de ces inconvénients, ont-ils plus d'une fois regardé comme incurables les renversements de la matrice, et se sont-ils contentés d'atténuer leurs effets par la ceinture hypogastrique ou par la position, suivant les cas. Il est vrai que M. Amussat a obtenu récemment une guérison radicale dans un petit nombre de cas de *rétroversion*, en faisant adhérer la face postérieure du col à la partie supérieure de la paroi du vagin, à l'aide de cautérisations pratiquées avec le caustique de Vienne solidifié. Mais, à la suite de ce traitement, n'y aurait-il pas des dangers à craindre pendant le travail d'un accouchement, par le fait de la dilatation du col et des déchirures qui en résulteraient ? D'un autre côté, ce procédé, tout ingénieux qu'il est, ne peut convenir que dans *la rétroversion simple ;* si celle-ci est compliquée de *flexion*, il doit demeurer impuissant comme les agents mécaniques dont il était question tout à l'heure. Enfin, pour que ce moyen réussisse dans le cas unique où l'on pourrait y avoir recours, il faut que le col ait conservé une consistance suffisante pour pouvoir, par son redressement, entraîner celui de l'utérus, et d'après l'expérience de M. Valleix, c'est la condition contraire que l'on observe le plus communément.

La sonde utérine n'est pas seulement un moyen précieux pour le diagnostic, elle sert encore dans le traitement. Que l'on se représente, en effet, en le simulant sur les figures, le trajet que doit parcourir cet instrument pour pénétrer dans la cavité de la matrice renversée en avant ou en arrière ; que dans l'un et l'autre de ces cas, l'on simule aussi le mouvement qu'il faut lui imprimer pour le ramener dans une position parallèle à l'axe du corps, et l'on se convaincra que ce mouvement ne peut s'opérer sans entraîner le redressement de l'organe dévié ; il serait contraire aux lois de la physique qu'il en fût autrement.

Dans quelques cas, l'on peut obtenir des guérisons complètes

avec la sonde utérine seule, et cela en quelques séances. M.
Simpson a redressé en une seule séance un utérus en état de
rétroflexion; les *inflexions* simples disparaissent assez ordinairement après cinq, six, sept ou huit séances. Le plus souvent
cependant il faut avoir recours à un moyen dont l'action est plus
puissante et plus soutenue; quelques chirurgiens français, M.
Velpeau entr'autres, ont songé à ce moyen, mais c'est réellement à M. Simpson que sont dues son invention et son application.

Le pessaire intra-utérin du professeur d'Édimbourg (voir pl.
2e, fig. 2), est formé par une tige de métal ou d'ivoire B, ayant
6 centimètres de long et fixée sur un disque ovale sur lequel,
après l'introduction, repose le col de l'utérus. De la partie infé-
rieure du disque part une tige creuse dans laquelle au point A
on introduit après l'application une autre tige pleine A C, sup-
portant un plastron qui se fixe autour du ventre à l'aide de
cordons.

Pour introduire cet instrument dans l'utérus, on se sert d'une
tige à manche courbée à angle obtus (voir fig. 5); on la place
dans la tige creuse du pessaire, après l'introduction on la retire
et on lui substitue la tige pleine du plastron.

L'introduction de cet instrument présente des difficultés qui
ont rebuté plus d'un praticien distingué. M. Valleix, après
l'avoir introduit plusieurs fois, mais toujours avec des tâtonne-
ments et en provoquant des douleurs assez vives, s'est aperçu
que ces difficultés tenaient en partie à la trop grande largeur
que l'inventeur a donnée au disque, sans doute pour rapprocher
son instrument des pessaires ordinaires, ce qui est parfaitement
inutile, puisque sans cette disposition, il redresse et soutient
très-bien l'utérus; une première modification a donc eu pour
but de réduire de moitié le diamètre du disque (voir fig. 3).

Un autre obstacle plus grand encore se trouve dans la flexion
exagérée qu'il faut donner à la tige utérine à sa jonction avec
le disque, flexion que ne corrige pas suffisamment la courbure
de la tige à manche. — La mollesse et la flaccidité du col, son
abaissement et sa mobilité, les plissements en forme de valvule
que présente sa mucqueuse, l'existence de certaines flexions,
voilà encore des circonstances qui constituent souvent des difficultés insurmontables. — Lorsque la tige intra-utérine étant introduite, l'on veut retirer la tige à manche pour la remplacer

par celle du plastron, il est souvent nécessaire d'employer des efforts qui occasionnent des secousses douloureuses aux malades. D'un autre côté, l'utérus entraînant par son poids la portion de l'instrument introduite dans sa cavité, fait dévier la tige creuse, et l'introduction de la tige du plastron est quelquefois difficile. — Enfin, les deux parties de l'instrument peuvent se séparer par suite des mouvements, et le vagin est exposé à être blessé par la tige creuse restée dans sa cavité.

« C'est à ces inconvénients, dit M. Valleix, que j'ai d'abord songé à remédier. Pour cela j'ai, avec l'aide de M. Charrière, imaginé l'appareil suivant (voir fig. 6). La tige intra-utérine, en ivoire, A, est portée sur un petit disque supporté lui-même par une tige pleine, recourbée et allongée, qui sert à l'introduction. L'extrémité de cette tige C est taraudée de manière à recevoir un écrou D qui sert à maintenir les deux portions de l'appareil assemblées à tous les degrés d'écartement. Le plastron E est garni d'une peau souple pour ne pas blesser le pubis. Il présente en avant une tige creuse B qui glisse sur la tige pleine, de manière à pouvoir s'avancer ou se reculer suivant le degré d'épaisseur des parois abdominales.

» Pour introduire cet appareil, on sépare les deux parties. L'allongement de la tige pleine remplace la tige à manche. Lorsque la tige intra-utérine est introduite, l'extrémité C dépasse la vulve; on l'introduit dans la tige creuse du plastron, on pousse celui-ci jusqu'à sa jonction à la paroi abdominale, puis on le fixe dans ce point à l'aide de l'écrou.

» Cet instrument, comme on peut s'en assurer, a l'avantage de ne pas pouvoir se séparer. La tige à manche étant supprimée, on évite les secousses qu'il faut faire pour la retirer après son introduction. Enfin, la tige taraudée dépassant la vulve, il est toujours facile d'y adapter le plastron.

» Mais je me suis aperçu bientôt que, si l'introduction de la tige intra-utérine était toujours facile dans l'*antéversion* avec ou sans *flexion*, il n'en était plus de même dans la *rétroversion*, surtout lorsqu'il y a en même temps un certain degré de *rétroflexion*, cas le plus fréquent. Dans ce dernier cas, cette introduction est souvent de la plus grande difficulté, parce que la tige à manche ne venant plus par sa courbure corriger en partie les inconvénients de la grande flexion de l'instrument, on a toutes les peines du monde à diriger la tige d'ivoire dans le canal dévié et flexueux du col utérin. J'ai alors imaginé de supprimer, pour l'introduction, la flexion de l'instrument, qui est rétablie après qu'il a été posé, au moyen d'une articulation qu'on fait jouer en tournant un bouton resté à l'extérieur (voir fig. 7).

» A l'aide de cet appareil, on peut introduire la tige G droite, comme on la voit dans la figure 9. Puis on la courbe à volonté en tournant le bouton A. On peut reconnaître les degrés d'inclinaison de la tige intra-utérine aux chiffres marqués sur l'échelle C. Une vis de pression B sert à empêcher le bouton A de tourner lorsqu'on l'a arrêté au degré d'inclinaison qu'on voulait obtenir. Le plastron E, destiné à fixer l'appareil sur la paroi abdominale à l'aide de cordons, est porté sur une coulisse F qui glisse sur la pièce principale; lorsqu'il est au contact de la paroi abdominale, on le fixe par une vis de pression D.

»Tel est cet appareil que M. Charrière a confectionné avec son habileté ordinaire. La figure 8 représente le plastron hypogastrique détaché. On y voit le plastron E; la coulisse F qui le supporte, et la vis de pression D qui sert à le fixer.

» Enfin, dans la figure 9, on voit la tige utérine G droite et prête à être introduite.

»J'ai déjà eu l'occasion d'employer l'appareil ainsi modifié. Son introduction est aussi facile que celle de la sonde utérine. On peut lui donner le degré d'inclinaison qu'on désire, de manière à porter en arrière ou en avant, autant qu'on le juge convenable, le corps de l'utérus. Il me paraît remplir toutes les conditions désirables. »

A cette description des appareils modifiés par M. Valleix, description textuellement reproduite d'après l'article par lui publié dans le *Bulletin de Thérapeutique*, il convient d'ajouter quelques détails complémentaires.

Le redresseur à flexion fixe, à tige taraudée et à écrou (fig. 6), a été appliqué chez l'une de mes malades, affectée d'*antéversion simple*, et son application a été des plus faciles après deux jours de préparation par le cathéterisme utérin. Cet appareil convient sous tous les rapports, dans les cas de ce genre; seulement la longueur de sa tige, qui dépasse plus ou moins la vulve, occasionne quelque peu de gêne dans les mouvements et dans la marche.

Le redresseur à flexion graduée (fig. 7), a été employé chez la malade de l'hôpital, affectée, comme je l'ai dit, d'une *rétro-*

version compliquée de *flexion*. Son introduction a présenté quelques difficultés qui tenaient à ce que la malade n'avait été soumise qu'une fois à l'action de la sonde utérine. Cet appareil, si convenable dans les déviations de ce genre, fonctionne à merveille chez cette femme qui a pu le garder pendant la durée de ses règles, il est seulement un peu gênant par son volume et par la saillie qu'il fait entre les cuisses comme le précédent.

Enfin, chez la troisième malade dont il a été question, c'est le redresseur simple qui a été appliqué, c'est-à-dire le pessaire, ne différant de celui de M. Simpson que par le diamètre moitié moindre de son disque (fig. 3 et 4). Bien qu'il s'agit d'une *rétro-version simple*, l'introduction n'a pas offert de difficulté après deux jours de préparation à l'aide de la sonde utérine. Pour obvier à l'un des inconvénients signalés pour cet appareil, savoir la séparation de ses deux parties, M. Valleix, ainsi qu'il l'avait fait plusieurs fois déjà, les a solidement réunies à l'aide d'un fil ciré fixé par son centre sur la tige utérine, et dont les chefs, après avoir été croisés sur le disque et fixés de nouveau au-dessous de lui, sont ramenés le long de la tige creuse, passés dans les deux ouvertures inférieures du plastron, auxquelles sont attachés les cordons servant de sous-cuisses, et noués enfin sur la partie solide intermédiaire à ces deux ouvertures. Mais reste la crainte des secousses douloureuses occasionnées par les mouvements que nécessitent le retrait de la tige à manche et son remplacement par la tige du plastron.

Pour faire disparaître ces légers inconvénients, largement compensés par les avantages, M. Valleix se propose de faire placer au pessaire simple et à la jonction de la tige vaginale avec le disque, une articulation ou cliquet. Cet instrument, qui pourra être appliqué à tous les cas de déviations utérines, sera introduit droit et à l'aide d'un porte tige droit; les secousses dont il a été question seront donc moins à redouter. La flexion de la tige pourra être obtenue à l'aide d'une pression exercée sur le disque par le chirurgien lui-même, et comme on l'entrevoit aisément, cet appareil fort simple aura les avantages des précédents, sans être gênant comme eux, puisqu'il sera extrêmement léger et qu'il ne fera point saillie hors la vulve.

Quel que soit le redresseur que l'on a choisi, il importe avant de l'introduire, de comparer l'étendue donnée par la sonde pour la cavité de la matrice, à la longueur de la tige intra-utérine;

celle-ci doit avoir un demi centimètre de moins que la première ;
si elle avait une longueur égale, son extrémité serait en contact
avec le fond de l'utérus, et en raison de la sensibilité de cette
partie de l'organe, elle occasionnerait non pas des accidents
graves, mais une gêne ou une souffrance, éprouvées par les
malades surtout, dans les changements de position, et qui for-
ceraient à retirer l'instrument.

Après l'application de l'appareil redresseur, il survient des
douleurs qui vont en diminuant et qui se transforment en une
gêne comparable à celle qu'occasionne une portion de vêtement
à laquelle on n'est pas habitué; assez ordinairement aussi, il se
manifeste une perte sanguine plus ou moins abondante, c'est là
un phénomène plutôt favorable qu'inquiétant. Mais quant à des
accidents proprement dits, on n'en observe pas. Bien mieux,
les symptômes qui existaient avant cette application diminuent
ou disparaissent même assez communément, et l'on rencontre
des femmes qui, dans la crainte de les voir se reproduire, ne
veulent pas quitter leur pessaire. Aux faits nombreux que pos-
sède M. Valleix à l'appui de ces assertions, nous pouvons join-
dre ceux que nous avons été à même de constater chez les trois
malades dont il a été fait mention.

La malade de l'hôpital, après avoir souffert le premier jour,
a pu se mouvoir et marcher les jours suivants, sans éprouver
autre chose que de la gêne. Ses règles se sont montrées le
troisième jour, elles n'ont pas été accompagnées de douleurs,
comme cela avait lieu habituellement; ainsi que je l'ai dit plus
haut, elle a conservé l'instrument pendant la durée de cette
évacuation. — Chez l'une de mes malades, il y a eu aussi de la
souffrance le premier jour, surtout pendant les changements de
position, mais elle a été presque nulle le lendemain. L'appareil
s'étant dérangé le troisième jour, les douleurs anciennes liées
à l'*antéversion*, se sont reproduites et ont disparu immédiatement après une nouvelle application; ce jour-là même, cette
dame qui, depuis plus de dix ans, faisait peu d'exercice et ne
le faisait pas sans fatigue, était, me disait-elle, plus leste qu'elle
ne l'avait jamais été; elle aurait, selon son expression, des-
cendu l'escalier quatre à quatre. La perte n'a consisté chez
elle qu'en une exsudation sanguine. — Chez la troisième malade, il n'y a eu réellement que la crainte de la souffrance, et
une gêne s'accompagnant parfois de douleurs vives, mais se

faisant sentir seulement à l'extérieur et surtout vers la paroi antérieure du vagin. Le sentiment de pesanteur et la douleur de reins occasionnés par la *rétroversion*, ont complétement disparu après l'application de l'appareil ; celui-ci s'étant déplacé le quatrième jour, ces symptômes se sont reproduits, et comme dans le cas précédent, une nouvelle application les a fait cesser immédiatement. Ici il y a eu perte abondante d'un sang noirâtre ; la malade s'en trouvait dégagée plutôt qu'incommodée ou affaiblie.

Cependant, il est indiqué de revoir plusieurs fois les femmes que l'on vient de soumettre à cette médication ; c'est tantôt un lien qu'il faut serrer ou relâcher, tantôt c'est un fragment de ouate qu'il devient nécessaire de placer entre quelques points du plastron et la peau ; toujours enfin il faut s'assurer que l'appareil est convenablement placé ; il est extrêmement rare que, même dans les premiers jours, l'on soit obligé de le retirer. M. Valleix l'a laissé appliqué pendant dix-sept jours, M. Simpson l'a maintenu pendant dix mois sans l'enlever pendant les périodes mensuelles, et ni l'un ni l'autre n'ont vu se manifester des accidents.

Lorsque l'on a jugé convenable de retirer cet appareil, on laisse reposer les femmes, on fait des injections émollientes d'abord, astringentes ensuite, et au bout de trois ou quatre jours, on le place de nouveau après avoir introduit la sonde utérine qui facilite toujours l'introduction du redresseur. — Deux ou trois jours avant et après les règles, il faut s'abstenir de toute manœuvre. — Pendant toute la durée du traitement, durée que M. Valleix, sans se prononcer définitivement encore à cet égard, évalue de six semaines à deux mois en moyenne, il importe que le ventre soit maintenu libre, et en vue de cette recommandation, on ne doit pas craindre de recourir, s'il y a lieu, aux lavements ou aux purgatifs légers.

Certains praticiens, nous le savons déjà, prescrivent de ne pas s'occuper des déviations de l'utérus ; M. Valleix a été conduit à admettre jusqu'ici que le traitement dirigé contre l'engorgement diminue cet état morbide, mais ne l'empêche pas de se reproduire, tandis qu'après le redressement de l'utérus, l'inflammation chronique de cet organe disparaît insensiblement et sans qu'il soit nécessaire de recourir à d'autres médications. Parmi les cas de guérison qui lui ont fait adopter cette manière de voir, il en est qui datent déjà de deux années. Il a notamment cité une femme traitée pendant longtemps par Lisfranc pour un engorgement par suite duquel le col utérin ne pouvait s'engager dans l'ouverture d'un spéculum de moyenne dimension. Lorsque cette malade fut confiée à ses soins, il s'occupa de redresser l'utérus en état de *rétroflexion*, et un an après, il ne restait pas la moindre trace d'engorgement. — Une autre malade affectée d'*antéversion* et portant en même temps sur le col des granulations et des excoriations par plaques, était traitée depuis plusieurs mois par le décubitus dorsal, le siége et les membres inférieurs étant plus élevés que le reste du corps, sans obtenir autre chose que des soulagements de courte durée. Les cautérisations répétées deux et trois fois par semaine, avec divers caustiques, n'avaient produit aucun résultat favorable. Appelé à lui donner ses soins, M. Valleix s'occupa de la déviation; il laissa le redresseur d'abord pendant huit jours, puis pendant douze, et après avoir, au bout de ce temps, obtenu la guérison radicale de la déviation, quelques cautérisations avec le nitrate acide de mercure furent suffisantes pour faire disparaître sans retour les granulations et les excoriations.

Quel est le mode d'action du redresseur intra-utérin ? Par le fait seul de son application, un changement s'opère dans la circulation de l'organe, dont le tissu perd de sa rigidité et se dégorge en quelque sorte par des exsudations ou même par des pertes sanguines. D'un autre côté, un fait intéressant ferait penser à M. Valleix que l'utérus n'est pas entièrement inactif. Il a donné des soins à une jeune dame affectée d'une *antéversion complète* constatée par plusieurs médecins. Un jour cette malade lui dit que sa matrice n'était pas constamment placée ainsi, et en effet, deux ou trois jours après, elle se présentait à lui l'utérus en état de *rétroversion;* elle l'avait senti se retourner la veille, alors qu'elle était assise; deux jours plus tard, l'*antéversion* se reproduisait. Ainsi, tout en réservant l'examen approfondi de cette question importante, notre confrère pense que l'action des instruments qu'il emploie est à la fois mécanique et modificatrice, et que, dans l'appréciation de ces deux ordres d'effets thérapeutiques, il faut tenir compte de l'activité de l'utérus qui ne leur est pas étrangère.

EXPLICATION DES PLANCHES.

PLANCHE PREMIÈRE.

Dans toutes les figures, l'utérus, le vagin, la vessie et le rectum, présentent une coupe longitudinale qui permet de voir leur cavité. — Les diverses déviations sont représentées dans leur état le plus complet; avec cette donnée et en prenant l'*état normal* pour point de comparaison, l'on se fera aisément l'idée des degrés moins prononcés que l'on observe fréquemment dans la pratique.

Fig. 1. — ETAT NORMAL.

a. Pubis. — *b*. Vessie. — *c*. Utérus. — *d*. Vagin. — *e*. Rectum. — *f*. Sacrum.

Fig. 2. — ANTÉVERSION SIMPLE.

a. Pubis. — *b*. Vessie comprimée par le corps de l'utérus. — *c*. Utérus en état d'antéversion simple. — *d*. Vagin élevé par le corps de l'utérus porté en arrière. — *e*. Rectum légèrement comprimé par le col. — *f*. Sacrum.

Fig. 3. — ANTÉVERSION AVEC ANTÉFLEXION.

a. Pubis. — *b*. Vessie comprimée par le corps de l'utérus. — *c*. Corps de l'utérus. — *d*. Vagin. — *e*. Col de l'utérus dans sa direction normale. — *f*. Point où s'est faite l'antéflexion. — *g*. Rectum. — *h*. Sacrum.

Fig. 4. — RÉTROVERSION SIMPLE.

a. Pubis. — *b*. Vessie légèrement comprimée par le col. — *c*. Utérus en rétroversion simple. — *d*. Vagin. — *e*. Rectum fortement comprimé par le corps de l'utérus. — *f*. Sacrum.

Fig. 5. — RÉTROVERSION AVEC RÉTROFLEXION.

a. Pubis. — *b*. Vessie. — *c*. Corps de l'utérus. — *d*. Point où s'est faite la flexion. — *e*. Col dans sa direction normale. — *f*. Vagin. — *g*. Rectum fortement comprimé par le corps de l'utérus. — *h*. Sacrum.

Fig. 6. — RÉTROFLEXION SIMPLE.

a Pubis. — *b*. Vessie. — *c*. Point de la flexion. — *d*. Fond de l'utérus fléchi en arrière. — *e*. Col et portion du corps dans leur direction normale. — *f*. Vagin — *g*. Rectum comprimé par le fond de l'utérus fléchi. — *h*. Sacrum.

PLANCHE DEUXIÈME.

Fig. 1. — Sonde utérine modifiée par M. Valleix (voir page 5). Sa longueur est de 18 centimètres

Fig. 2. — Pessaire intra-utérin de M. Simpson, avec ses deux parties réunies (voir page 9)

Fig. 3 et 4. — Le même instrument modifié par M. Valleix, avec ses deux parties séparées, réduction au tiers, (voir *ibid.*).

Fig. 5. — Tige à manche servant à l'introduction de cet instrument (voir *ibid.*).

Fig. 6. — Redresseur intra utérin à flexion fixe, à tige taraudée et à écrou (Valleix) (voir page 10).

Fig. 7. — Redresseur à flexion graduée (Valleix) avec ses deux parties assemblées et l'articulation fléchie (voir page 11).

Fig. 8 et 9. — Le même instrument avec ses deux parties séparées (voir *ibid.*).

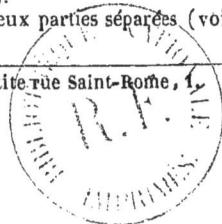

Toulouse. — Imprimerie de Ph. MONTAUBIN, petite rue Saint-Rome, 1.

Fig. 1.   Fig. 3.

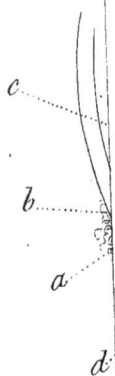

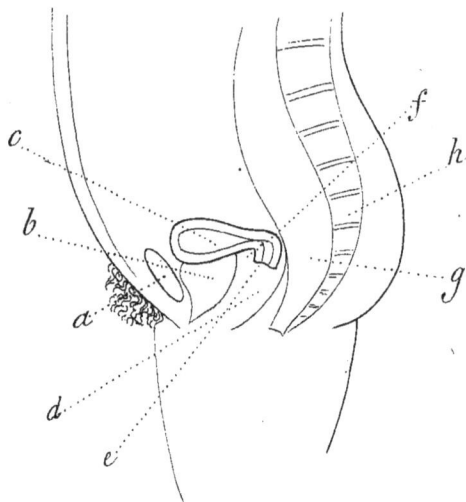

Fig. 4.   Fig. 6.

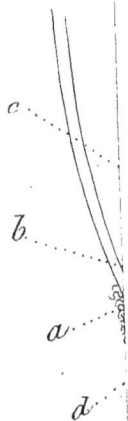

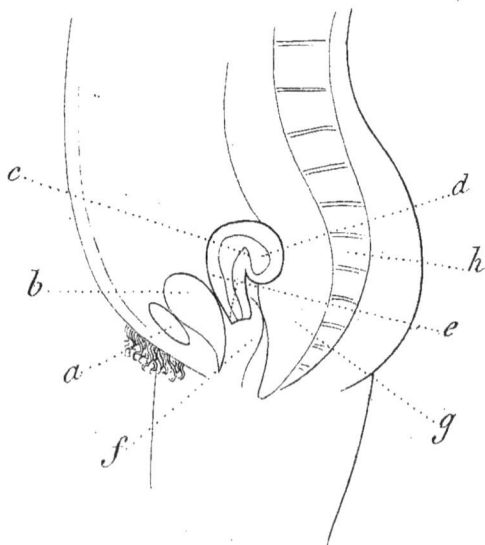

Litho. Delor, Toulouse.

Fig. 1.

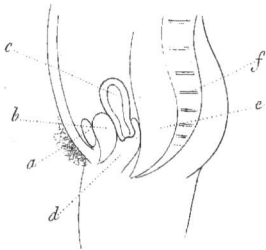

Fig. 2.

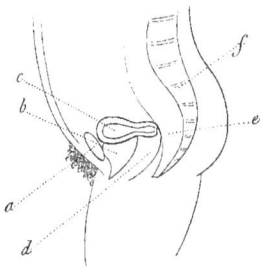

Fig. 3.

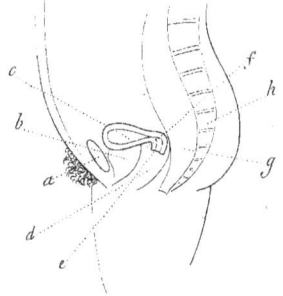

Fig. 4.

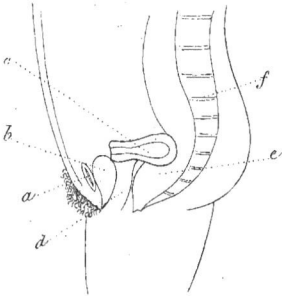

Fig. 5.

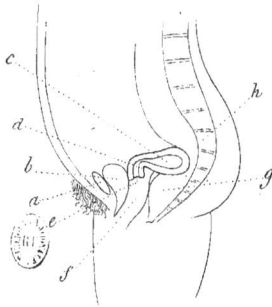

Fig. 6.

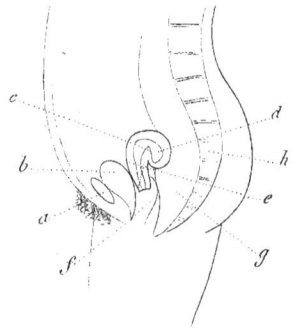

Fig. 1.

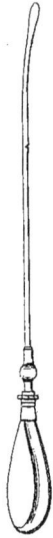

q. 5.

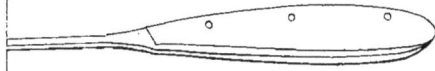

Fig. 9.

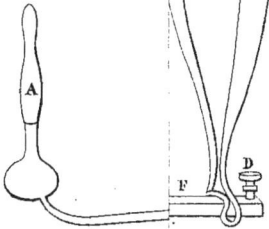

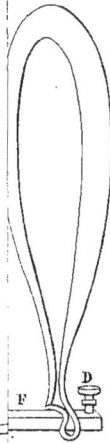

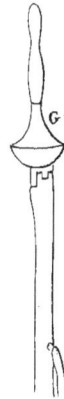

Fig. 1.

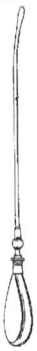

Fig. 2.

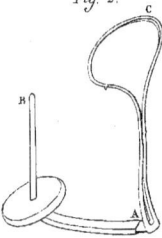

Fig. 3.

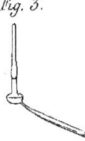

Fig. 4.

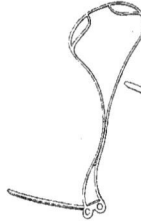

Fig. 5.

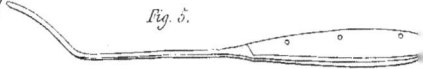

Fig. 6.

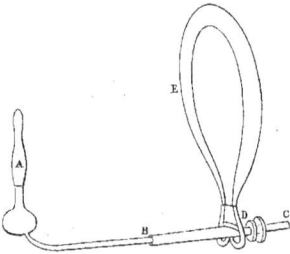

Fig. 7.

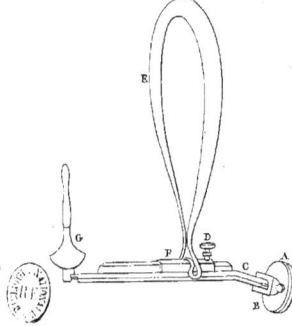

Fig. 8.

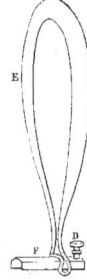

Fig. 9.

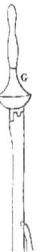

www.ingramcontent.com/pod-product-compliance
Lightning Source LLC
Chambersburg PA
CBHW060505200326
41520CB00017B/4906